AF404650

SUR LA CURE

DE

L'ANÉVRYSME RHUMATISMAL

DU COEUR

PAR LES EAUX DE BAGNOLS,

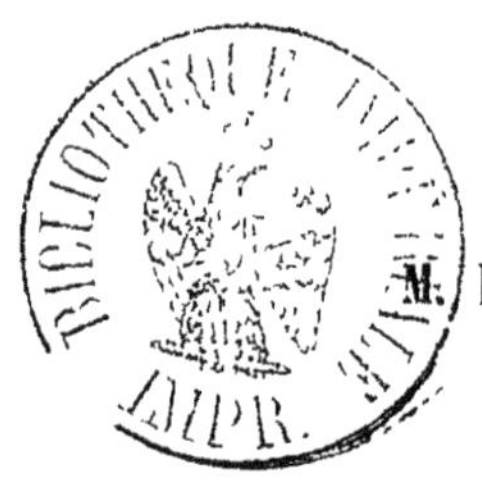

PAR

M. LE DOCTEUR DUFRESSE DE CHASSAIGNE,

LETTRE A

M. LE Dr RAMBAUD,

Médecin de l'Hôtel-Dieu de Lyon.

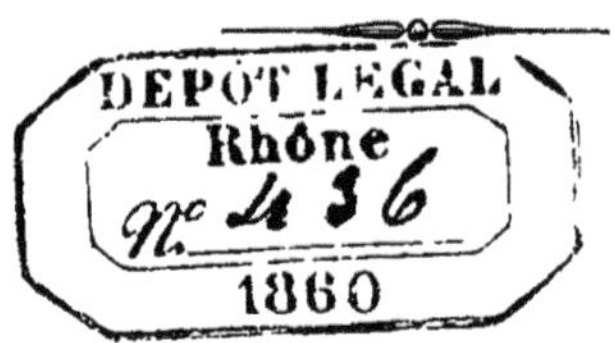

LYON
IMPRIMERIE D'AIMÉ VINGTRINIER
QUAI SAINT-ANTOINE, 35
1860

LETTRE SUR LA CURE

DE

L'ANÉVRYSME RHUMATISMAL

DU COEUR

PAR LES EAUX DE BAGNOLS.

Monsieur et très-savant collègue,

Dans le rapport que vous avez fait, le 16 décembre dernier, à la Société impériale de médecine de Lyon, sur mon mémoire intitulé : *Du Traitement et de la guérison de l'Anévrysme rhumatismal du cœur par l'usage des Eaux thermales de Bagnols (Lozère)*, la sévérité avec laquelle vous avez jugé et apprécié ce travail, m'oblige à prendre la plume pour faire en sorte de neutraliser l'impression défavorable produite dans l'esprit des médecins, de faire rentrer dans le vôtre la conviction dont je suis animé, et de réaliser, comme vous le dites vous-même, l'invincible espoir que je parviendrai à lever tous vos doutes. Votre dernière phrase semble d'ailleurs solliciter cette réponse, et la conquête d'un adversaire tel que vous, Monsieur, est trop glorieuse, pour que je ne cherche pas à vous gagner à ma cause, qui est aussi celle des malades.

Malgré vos objections, Monsieur, vous êtes déjà bien ébranlé, mais vous résistez encore, je le comprends; le mot anévrysme du cœur, jusqu'ici, signifiait, pour tout le monde : *maladie incurable, mort*. Et quand tout à coup un homme comme vous, qui s'occupe depuis longtemps et spécialement de maladies du cœur, qui exerce dans un grand hôpital où il a fréquemment constaté les graves lésions anatomiques de l'endocardite et l'arrêt inexorable qui en découle, jette par hasard les yeux sur une petite brochure faite par l'inspecteur d'une station thermale presque inconnue, et lit que cette maladie y guérit, après un traitement de quinze à vingt jours, il ne peut croire que ce soit une œuvre sérieuse ; son premier mouvement est de la confondre avec les nombreuses réclames qui émanent de certaines stations, et de la jeter au loin. Mais le coup d'aiguillon est porté, sa curiosité est piquée ; il la lit d'abord avec défiance et prévention , puis lorsqu'il s'aperçoit qu'il a affaire à un travail sérieux, il le lit et le relit ; les convictions de l'auteur tendent à passer dans son esprit, il est vrai, mais n'importe, il les repousse, cela ne peut pas être ; l'auteur n'a pas exercé dans un hôpital, n'a pas fait d'autopsie et ne peut donner la preuve matérielle des lésions qu'il prétend guérir, donc il s'est fait illusion, donc il s'est trompé. N'est-ce pas, Monsieur, tel est le raisonnement que vous vous êtes fait et dont vous n'avez pas voulu départir ? Mais comme vous n'êtes pas un vieillard à l'esprit routinier et paresseux, que vous êtes au contraire un travailleur intrépide, un homme loyal, d'intelligence et de progrès , et qui tenez haut et ferme le drapeau de la science, vous comprendrez facilement que du moment où les signes qui caractérisent une affection morbide sont positivement connus, on n'a plus besoin d'autopsie pour porter un diagnostic. On sait très-bien quand on a guéri un épanchement pleurétique , une pneumonie, on reconnaît très-bien une caverne pulmonaire sur le vivant, autrement la science médicale ne serait plus une science spéciale ; le diagnostic est la première chose en médecine :

Le diagnostic exact est le secret de l'art ;
Par lui tout est précis, rien n'est fait au hasard.

C'est le flambeau lumineux qui éclaire la route à suivre et qui empêche de s'égarer ; vous ne me ferez pas, j'espère, l'injure de penser que je ne sais pas le porter. J'ai fait mes études à la célèbre école de Paris qui ne pèche pas par là, vous le savez, et je me fais gloire d'avoir sucé ses principes.

Dans tous les cas, le diagnostic anatomique n'est pas tout, je le sais ; il y a encore le génie de la maladie : ainsi, il ne suffit pas, pour établir un traitement rationnel, de dire, tel individu est atteint d'une angine, par exemple, mais il faut encore savoir si cette angine est purement inflammatoire, dyphtéritique ou autre ; et dans l'espèce qui nous occupe, je demande, moi, que l'endocardite soit de nature rhumatismale ; et vous serez encore bien plus surpris, quand je vous aurai dit que quatre fois sur cinq l'endocardite est de nature rhumatismale, que sur cinq anévrysmes du cœur, quatre au moins sont dus à cette espèce d'endocardite, et que par conséquent l'anévrysme du cœur est curable quatre fois sur cinq.

Ces généralités posées, Monsieur, je vais entrer dans le vif de la question, prendre vos objections corps à corps, et tâcher de démontrer qu'elles n'ont pas la valeur que vous avez cherché à leur attribuer.

Dès le début de votre rapport, vous dites que j'ai émis une *assertion thérapeutique* dont la preuve, si elle peut être administrée, serait un bienfait inestimable.

Donc pour vous cette preuve n'existe pas, mais elle vous sera donnée plus loin ; pour le moment, je me contenterai de vous dire que, depuis dix ans que je m'occupe de cette très-intéressante question, j'ai longtemps lutté moi-même contre les illusions possibles dont vous parlez ; mais enfin, lorsque j'ai vu les mêmes résultats se reproduire sans cesse, il a bien fallu les étudier, les analyser et les interpréter, puis me rendre à l'évidence, et donner, dans l'intérêt des malades eux-mêmes, de la publicité à des faits non-seulement devenus positifs pour moi, mais encore pour un grand nombre de médecins qui ont été tout surpris de voir revenir à une santé parfaite des clients qu'ils m'avaient adressés dans un état désespéré, et qu'ils avaient eux-mêmes condamnés.

Nous sommes parfaitement d'accord, Monsieur, sur la cause des bruits du cœur. Le premier bruit correspond à la contraction des ventricules et résulte du claquement des valvules auriculo-ventriculaires ; le deuxième, à la dilatation de ces ventricules et résulte du claquement des valvules sygmoïdes. Par conséquent : 1° Si le bruit de souffle précède le premier bruit du cœur, il se passera à l'orifice auriculo-ventriculaire, pendant que l'oreillette versera le sang qu'elle contient dans le ventricule ; 2° mais si le bruit de souffle accompagne le premier claquement, comme dans ce que j'ai indiqué par *tree*, ou lui succède instantanément comme dans *tic-fre*, qui n'est qu'une nuance de *tree*, il se passera à l'orifice aortique ou bien à l'orifice auriculo-ventriculaire et sera, dans le premier cas, le résultat d'un rétrécissement plus ou moins notable du premier orifice, produit lui-même, ordinairement, par l'engorgement des valvules sygmoïdes ou bien le résultat d'une insuffisance des valvules auriculo-ventriculaires ; on distinguera le siége de la lésion en s'assurant que le bruit de souffle se propage ou ne se propage pas dans les carotides.

Cette explication donnée, je passe à votre deuxième objection.

Vous choisissez la seizième observation de mon mémoire et vous dites :

« Or si le premier claquement était suivi et non couvert » par le bruit anormal, c'est une raison péremptoire de « croire qu'il n'y avait pas d'insuffisance *auriculo-ventricu-* « *laire.* » Sur ce point, nous sommes parfaitement d'accord, car nulle part dans cette observation, je n'ai parlé de cette insuffisance. Il n'y a donc point de discussion à établir sur ce point. Mais l'accord, entre nous, cesse lorsque vous ajoutez : « C'est encore une raison de soupçonner qu'il « n'y avait pas davantage de *rétrécissement aortique* ; car « le bruit de souffle produit par cette dernière lésion,

« surtout lorsqu'elle s'accompagne d'hypertrophie, couvre
« habituellement le premier claquement, et dans tous les
« cas se produit en même temps que lui. » Je crois toute-
fois que notre désaccord est plutôt apparent que réel.
Car, voici ce que j'ai écrit, page 27 de ma brochure.

« Mais revenons au bruit de souffle déterminé par le ré-
« trécissement aortique : » En admettant que tout le reste
soit intact, voici ce qui se passera :

Lorsque le ventricule gauche chassera le sang dans
l'aorte, il faudra qu'il se contracte plus fortement que si le
calibre de ce vaisseau était à l'état normal ; alors, le premier bruit du cœur sera beaucoup moins distinct et se ter-
minera par un bruit de souffle, de frottement ou de piau-
lement que j'ai souvent ainsi noté *tic-fre*, ou simplement
tree ou *piee*, qui sera immédiatement suivi d'un second
bruit *tac*, ce qui, au lieu d'un *tic-tac* régulier, donnera
à peu près *tic-fre tac*, *tree-tac*, *piee-tac*, ou bien enfin,
fiee-ac. C'est là le résultat de l'observation, j'ai cherché autant que possible à rendre les variétés de sons que je per-
cevais sur les différents malades que j'examinais. Ai-je
considéré comme claquement distinct , un claquement
presque confondu avec le bruit de souffle? C'est possible,
Toujours est-il, que dans les seize observations que j'ai
publiées, neuf fois il m'a paru fort et distinct, quoique
presque entièrement confondu avec le bruit de souffle et
sept fois seulement confondu avec le bruit de souffle et
couvert par lui ; quoi d'étonnant, d'ailleurs, qu'on dis-
tingue parfaitement deux bruits qui ont lieu simultanément ou presque simultanément ! Que deux personnes, de
sexe différent surtout, chantent ensemble dans un salon,
les deux voix donneront chacune une perception diffé-
rente!

Dire que ce bruit est fort et presque distinct chez les
personnes robustes, dont les parois du ventricule conservent encore une grande épaisseur, comme chez notre
sujet, et que le ventricule a besoin de se contracter fortement pour vaincre un obstacle très-résistant, encore élas-

tique, et plutôt fibreux qu'osseux, comme l'engorgement des valvules sygmoïdes, à mon avis, n'a rien d'exhorbitant, et s'allie parfaitement avec ce que nous enseigne l'observation et l'anatomie pathologique.

Si, comme vous en faites la remarque, Monsieur, je n'ai pas noté dans chaque observation la propagation du bruit de souffle dans l'aorte et les carotides, c'est que j'ai pensé qu'il était inutile de répéter chaque fois la même chose et qu'il suffisait d'en avoir parlé, une seule fois pour toutes, page 24, où je dis : « S'il restait du doute sur le « véritable siége du souffle, on remarquerait si celui qui « est perçu derrière le sternum s'étend jusqu'aux artè- « res du col ; dans ce cas, il se produirait *à l'orifice « aortique.* » Or, du moment où j'ai mis en titre de mon observation : *Rétrécissement de l'orifice aortique,* il ne peut pas y avoir de doute que je m'étais assuré d'avance que le bruit de souffle perçu se propageait dans les carotides, car c'était cette propagation seule qui me permettait d'indiquer le siége précis du souffle.

Le sujet de la seizième observation était si loin d'avoir la poitrine émaciée, d'être faible et anémique, comme vous le supposez, qu'il était, au contraire, lymphatico-sanguin et robuste, et ne pouvait, en aucune façon, prêter à l'équivoque. L'ancienneté de sa maladie, sa cause et les traitements nombreux et variés inutilement mis en usage pendant six ans, par les plus habiles médecins, prouvaient du reste, suffisamment, qu'on avait eu affaire à quelque chose de plus sérieux qu'une simple anémie.

Relativement à l'augmentation du volume du cœur, vous devez bien penser que je n'ai pas écrit au hasard qu'il était un tiers plus grand qu'à l'état normal, sans m'en être assuré par la percussion.

J'espère, Monsieur, que mes explications sur ces divers points vous satisferont.

Je passe maintenant à un autre ordre d'objections :

Je n'ai point dit que les malades guérissaient complè-tement en 15 ou 20 jours, mais qu'un traitement de 15 ou

20 jours suffisait ordinairement pour amener une amélioration plus ou moins notable, presque toujours très-appréciable par les malades eux-mêmes, pour arrêter la marche d'une maladie arrivée à une période déjà fort critique, et pour *préparer* à la guérison. Si je l'avais écrit, cela serait d'autant plus absurde de ma part que les eaux minérales ont une action lente et qui se fait sentir longtemps encore après leur usage. J'ai dit au contraire qu'il serait dangereux de continuer le traitement au-delà de ce terme, dans la crainte de voir survenir le ramollissement, la flaccidité et la friabilité des tissus sains. Beaucoup quittent les eaux sans qu'on observe un changement bien notable dans l'état des bruits du cœur ; ce n'est souvent que trois à quatre mois après le départ que l'amélioration se dessine franchement, que le bruit de souffle diminue et que les claquements valvulaires deviennent plus distincts et mieux caractérisés. Chez le sujet de la quatorzième observation, l'amélioration n'a même commencé à se dessiner bien nettement que dans le courant de la deuxième saison. Le nommé Nurrit Baptiste, âgé de 32 ans et adressé par le docteur Blanquet, de Javole (Lozère), était atteint de rétrécissement aortique et d'hypertrophie considérable du ventricule gauche. Après avoir suivi pendant quinze mois les traitements les plus variés et épuisé toutes ses ressources, il se trouvait plus malade et réduit à l'impossibilité de travailler; il prit les eaux avec persévérance trois fois en 1857, deux fois en 1858, et une fois en juin 1859, pendant huit jours chaque fois. Il se sentait plus fort et réellement amélioré chaque fois qu'il faisait usage du remède, mais ce ne fut en définitive qu'après que l'obstacle eut disparu, que tout bruit de souffle se fut dissipé, que le cœur eut repris son volume à peu près normal et que la circulation se fut régularisée, qu'il put se livrer aux travaux les plus rudes sans en être incommodé ; ainsi tout le monde l'a vu, pendant deux mois, conduire la voiture de l'établissement, charger, décharger et porter des malles ou des caisses de 100 à 150 livres, sans la moindre

difficulté et sans en être incommodé, tandis qu'avant la cure, la moindre ascension et la moindre peine donnaient lieu à des palpitations affreuses.

Chez certains sujets, une partie du bruit de souffle persiste toujours, quoique les fonctions se soient rétablies, et qu'à part ce bruit ils jouissent d'une santé parfaite. Aujourd'hui enfin, le résultat consécutif est tellement certain qu'on doit moins se préoccuper des améliorations immédiates que de faire traverser sans encombre la période thermale aux malades qui, dans leur impatience de guérir, commettent quelquefois des imprudences qui peuvent amener des accidents graves, et même la mort.

Relativement à la persistance du bruit de souffle après la guérison, j'ai constaté, chez quelques-uns, qu'il tenait à un obstacle situé à l'orifice aortique, par suite de sa propagation dans les carotides, et chez d'autres où le bruit ne se propageait pas dans les artères du cou, j'ai présumé qu'il tenait à une légère insuffisance auriculo-ventriculaire, masquée dans le principe par le bruit de souffle aortique, qui seul avait disparu.

Enfin, Monsieur, vous concluez en prétendant que les eaux de Bagnols n'ont qu'une influence récorporative très-prononcée, que vous avez constatée vous-même chez deux malades qui les avaient prises.

Le premier est M. V... qui vous consulte habituellement, il est malade depuis vingt ans ; il existe chez lui un obstacle patent à l'orifice aortique. Avant l'usage des eaux, les deux claquements étaient confondus et ne faisaient entendre qu'un seul son que j'ai ainsi noté : *piée, piee*, etc. ; il est venu deux fois à Bagnols, en 1857 et 1859, il a subi chaque fois un traitement de vingt jours : la première fois, les eaux n'ont rien produit, pas même l'influence récorporative dont vous parlez; mais la deuxième fois, elles ont non seulement produit cette influence, mais encore une modification très-notable dans les bruits du cœur. Au départ, ils étaient mieux séparés et plus distincts, et la santé générale bien meilleure. Ainsi, au lieu de *pice*, on entendait *tie-fre-te*. M. V... m'a écrit qu'après son retour à Lyon vous aviez constaté les mêmes résultats que moi, et cette double amélioration ; à mon avis, les eaux de Bagnols ont produit en grande partie chez lui la résolution de l'engorgement des valvules sygmoïdes, et il ne lui reste plus qu'une portion de cet engorgement ou quelques rugosités.

Le deuxième est sans doute un ecclésiastique d'une quarantaine d'années, qui m'a été adressé par M. Bouchacourt. Voici la note que j'ai prise à son arrivée, et après vingt-quatre heures de repos.

Examen du cœur. Ses bruits sont très-irréguliers : le premier est fort, ce qui indique que les parois du ventricule gauche conservent une notable épaisseur et beaucoup de force, le second est plus sourd, et séparé du premier par un bruit de frottement léger, mais très-manifeste, qui le masque en partie, et se propage dans les carotides ; il y a des intermittences très-marquées : tantôt les battements se succèdent avec rapidité, tantôt ils sont séparés par un repos plus ou moins long ; tous ces signes indiquent un rétrécissement de l'orifice aortique et un engorgement des valvules sygmoïdes, sans insuffisance de ces valvules. *Volume du cœur*, un quart plus gros qu'à l'état normal. Pouls intermittent, 95 à 100 pulsations par minute, face pâle, anémique et bilieuse. Sommeil agité, réveil en sursaut, cauchemar, agitation, palpitation, sueurs, tempérament très-nerveux.

Cure traversée par des accidents assez graves qui ont nécessité quelques jours de repos au lit : toux, congestion pulmonaire, crachats sanglants, hémoptisie, etc.

Parti le vingt-unième jour, très-amélioré ; appétit bon, sommeil plus calme et plus réparateur, marche plus facile et plus longue ; pouls moins fréquent, 80 à 85 ; bruit de frottement moins sensible, le reste dans le même état.

Je compare ma note avec ce que vous dites : « Suivant « M. Dufresse, il aurait présenté avant la cure un léger « bruit de souffle masquant en partie le deuxième cla- « quement valvulaire, *ce bruit anormal n'existe plus au-*

« *jourd'hui*, et le malade se trouve mieux, surtout en ce
« qu'il est plus fort et qu'il dort mieux. Il est actuellement
« atteint d'une hypertrophie ventriculaire, qui s'accuse par
« l'énergique impulsion du cœur, la matité précordiale,
« l'irrégularité du pouls et des battements de cœur. »

Ainsi depuis son départ des eaux, l'amélioration a encore augmenté, puisque, suivant vous, le bruit de souffle
a totalement disparu, et qu'il ne lui reste plus qu'une partie
du volume anormal que le cœur avait acquis. Encore une
saison à Bagnols, et la guérison sera complète.

Demandez à MM. Richard de Nancy et Pétrequin dans
quel état était M. Félix M., en 1857, et quel est son état
actuel? Demandez à MM. Richard de Nancy et Teissier
s'il était possible de voir une position plus fâcheuse que
celle de la jeune comtesse de T. âgée de 15 ans à son
arrivée en 1858, et si ce n'est pas aujourd'hui une belle
et charmante personne, pleine de vigueur et de santé, ne
conservant plus rien de sa grave maladie? Demandez au
docteur Rouvières, de l'Argentière, si les eaux de Bagnols
l'ont ou non guéri. A MM. Million et Legallois, de Saint-
Étienne et Monteil, de Mende, s'ils n'ont pas observé des
faits bien concluants avant et après la guérison? A notre
savant maître, M. le professeur Bouillaud, dont vous ne
suspecterez pas, je suppose, le diagnostic, surtout en fait
de maladie de cœur, et à M. Bourgeois, de Paris, si le
jeune Ferdinand H. qu'ils m'ont adressé, et que ce dernier
accompagnait, avait oui ou non ce que tout le monde appelle un bel et bon anévrysme du cœur, et plus de deux
ou trois mois à vivre ; et si l'amélioration n'a pas été toujours en augmentant depuis son retour de Bagnols, au
point qu'aujourd'hui il peut faire, dans Paris, des courses
de trois ou quatre heures sans en être incommodé, tandis
qu'avant l'usage des eaux, il ne pouvait marcher plus de
dix minutes sans être très-fatigué et suffoqué ? Ah ! vous
dites que les eaux de Bagnols n'ont qu'une action récorporative ! demandez donc à ces Messieurs s'ils avaient
négligé d'employer les remèdes réconfortants sur leurs

malades avant de me les adresser : et pour vous édifier
enfin, Monsieur, vous qui êtes un homme spécial pour
les affections du cœur, et plus à même que bien d'autres
de choisir les cas, je vous prie instamment de vouloir
bien m'adresser quelques malades de votre choix, sur
lesquels il n'y aura pas la plus petite contestation possible.
Je demande qu'ils soient arrivés au dernier degré de la
maladie, et que vous ayez préalablement essayé sur eux
tous les réconfortants et autres remèdes, et vous verrez
bientôt, vous aussi, se réaliser l'invincible espoir que vous
avez que je parviendrai à lever tous vos doutes.

Avant de terminer cette lettre déjà bien longue, mais
que je n'ai pu abréger, vu la gravité du débat et l'impor-
tance du sujet, permettez-moi, Monsieur, d'ajouter encore
quelques mots pour tâcher de vous démontrer que dans
les eaux de Bagnols il y a plus qu'une action récorporative.

En général, le rhumatisme est une maladie qui appau-
vrit beaucoup les liquides et défibrine surtout le sang. (Ce
n'est pas là une assertion, mais un fait). Ceux chez qui
il existe sont presque tous plus ou moins anémiques. Mais
c'est principalement lorsqu'il se jette sur le cœur et qu'il
détermine à ses orifices et surtout à l'orifice aortique une
lésion organique qui met obstacle au cours du sang, qu'on
s'en aperçoit; comme ce liquide a besoin de circuler avec une
vitesse comprise dans certaines limites pour être bien confec-
tionné, et qu'en dehors de ces limites il n'en sera plus ainsi,
il en résulte que sous l'influence des obstacles à son cours,
il s'altère et perd peu à peu une partie de ses éléments cons-
tituants; aussi tous les individus atteints d'anévrysme du
cœur développé sous l'influence de l'endocardite rhumatismale sont-ils pâles, décolorés, anémiques en un mot. Il y a
donc deux éléments à traiter dans cette maladie, savoir :
1º les lésions organiques s'opposant au cours du sang,
et 2º l'anémie survenue sous leur influence. On a remar-
qué souvent que les ferrugineux produisaient de bons effets
dans ces sortes d'anévrysmes, et on a conseillé leur emploi;
mais tant que l'obstacle au cours du sang persiste, lors-

qu'on obtient de bons résultats des ferrugineux, ils ne sont pas durables, et souvent ils déterminent des accidents qui obligent à en suspendre l'usage, tels que l'augmentation des palpitations, suffocation, etc., par suite de la surexcitation des battements du cœur et de l'engouement des poumons, accidents qui pour être calmés réclament en apparence des moyens opposés, tels que l'usage de la saignée, de l'opium, de la digitale, etc., remèdes qui calment temporairement, mais qui en définitive augmentent le mal et vont à l'encontre de ce qu'on se propose. C'est là ce qui s'appelle faire la médecine du symptôme et parer aux accidents. Il faut donc, bon gré mal gré, marcher par ordre, amoindrir d'abord ou détruire les obstacles au cours du sang, et chercher ensuite à lui rendre les éléments qu'il a perdus. Si les eaux de Bagnols produisent de si bons résultats, c'est qu'elles agissent en même temps dans ces deux sens, et que d'ailleurs il suffit d'avoir saisi leur action principale, qui consiste surtout à mon avis à détruire les obstacles au cours du sang, plutôt que d'avoir sur lui une action simplement reconstituante pour aider cette dernière par des moyens appropriés. Cela est si vrai que vous auriez beau, avant l'usage des eaux de Bagnols, employer tous les moyens propres à reconstituer le sang, vous ne réussiriez pas. D'ailleurs, ce qui prouve bien que l'obstacle siégeant à l'orifice aortique, pour ne parler que de celui-ci, est réduit, ou détruit en même temps que le sang se refait, c'est la diminution successive du volume anormal du cœur qui s'est développé sous son influence et en raison des difficultés qu'il opposait au passage du sang. Car, ainsi que je l'ai dit, p. 29 : l'augmentation du cœur est la suite d'une dilatation du ventricule gauche, par exemple, avec amincissement apparent et non réel de ses parois. En effet, un obstacle existant à l'orifice aortique, les parois ventriculaires sont obligées de se contracter avec plus de force, pour y faire passer la même quantité de sang qu'avant l'existence de l'obstacle. Alors peu à peu leur ressort diminue, et elles s'amincissent comme un

morceau de caoutchouc que vous tirez en sens opposé ;
cessez les tractions, pourvu qu'elles n'aient pas duré trop
longtemps, il revient sur lui-même et reprend son épaisseur ; de même, enlevez l'obstacle qui existe à l'orifice
aortique, les parois du ventricule gauche n'ayant plus à
lutter contre lui, reviennent sur elles-mêmes, reprennent
leur épaisseur, leurs contractions, leur force normale; la
circulation se régularise et le sang se refait et se recons-
titue.

Ainsi, Monsieur, j'admets comme vous l'action réconfortante des eaux de Bagnols, mais je prétends, à l'encontre de votre opinion, que cette action réconfortante,
loin d'être la principale cause de la guérison, n'est que
consécutive à la disparition des engorgements valvulaires
qui, situés aux orifices cardiaques, font obstacle au cours
du sang, et que si les eaux de Bagnols guérissent l'anévrysme du cœur, dû au rhumatisme, ce n'est qu'à la
condition d'opérer d'abord la résolution de ces engorgements valvulaires. Trouvez un autre agent qui opère
cette résolution, et vous obtiendrez les mêmes résultats
qu'avec les eaux de Bagnols : tel est le problème à ré-
soudre.

J'ai l'honneur , Monsieur et très-honoré collègue, de
vous prier d'agréer l'assurance de mes sentiments de haute
estime et de considération très-distinguée.

Dr DUFRESSE DE CHASSAIGNE.